Nancy Ruppert

Schreibabys - Mögliche Ursachen und Hintergründe bei Säuglingen sowie Eltern und Hilfemöglichkeiten

GRIN - Verlag für akademische Texte

Der GRIN Verlag mit Sitz in München hat sich seit der Gründung im Jahr 1998 auf die Veröffentlichung akademischer Texte spezialisiert.

Die Verlagswebseite www.grin.com ist für Studenten, Hochschullehrer und andere Akademiker die ideale Plattform, ihre Fachtexte, Studienarbeiten, Abschlussarbeiten oder Dissertationen einem breiten Publikum zu präsentieren.

Dokument Nr. V189308 aus dem GRIN Verlagsprogramm

Nancy Ruppert

Schreibabys - Mögliche Ursachen und Hintergründe bei Säuglingen sowie Eltern und Hilfemöglichkeiten

GRIN Verlag

Bibliografische Information der Deutschen Nationalbibliothek: Die Deutsche Bibliothek
verzeichnet diese Publikation in der Deutschen Nationalbibliografie; detaillierte bibliografische Daten sind im Internet über http://dnb.d-nb.de/ abrufbar.

1. Auflage 2011
Copyright © 2011 GRIN Verlag
http://www.grin.com/
Druck und Bindung: Books on Demand GmbH, Norderstedt Germany
ISBN 978-3-656-13547-0

Thema:

Schreibabys

-

Mögliche Ursachen und Hintergründe bei Säuglingen sowie Eltern und Hilfemöglichkeiten

eingereicht von:	Nancy Ruppert
Studiengang:	Interdisziplinäre Frühförderung
	SRH Hochschule für Gesundheit Gera
Modul:	M9 – Konzepte der Frühförderung
eingereicht am:	30. September 2011

Inhaltsverzeichnis

		Seitenzahl
1.	Einleitung	3

2. Das kindliche Schreiverhalten als frühes Kommunikationsmittel
    2.1 Kommunikations- und Bindungsaufbau durch Schreien   5
    2.2 Unterschiede zwischen „normalem" und exzessivem Schreiverhalten   6

3. Mögliche Ursachen und Hintergründe für exzessives Schreien
    3.1 Körperliche Ursachen   7
    3.2 Defizite in der Selbstregulation   8
    3.3 Kommunikations- und Interpretationsprobleme zwischen Eltern und Säugling   9
    3.4 Auswirkungen aufgrund elterlicher Belastung   11

4. Eventuelle Emotionen und Reaktionen der Eltern auf das Schreien
    4.1 Emotionale Belastung und mögliche Reaktionen   13
    4.2 Veränderungen in der Partnerschaft   15

5. Selbsthilfe und Hilfeangebote
    5.1 „Richtiges" Reagieren auf kindliche Bedürfnisse und ein geregelter Tagesablauf   16
    5.2 Beruhigungsmethoden   18
    5.3 Pause vom eigenen Baby   19
    5.4 Schreiambulanzen   20

6. Zusammenfassung   22

Literaturverzeichnis   23

Anhang   25

1. Einleitung

Die vorliegende Arbeit beschäftigt sich mit dem Thema „Schreibabys", welche möglichen Ursachen und Hintergründe es für dieses Schreiverhalten bei Säuglingen sowie bei den Eltern gibt und welche Hilfemöglichkeiten erfolgreich sein können.
In der Sozialpädiatrie wird das Schreien im Säuglingsalter in vier verschiedene Klassifikationen unterteilt (vgl. Lucas 1999, S. 15):

- Das primär physiologische, also körperlich bedingte Schreien, welches durch Geburtsfolgen, Schmerzen, Hungergefühl, erschreckenden Lärm und ähnliches verursacht wird.
- Das primär pathologische, also krankhaft bedingte Schreien. Diese Schreien wird aufgrund einer schweren Erkrankung des zentralen Nervensystems oder durch Chromosomenanomalien, beispielsweise das 5p-Syndrom (Katzenschreisyndrom) beim Säugling ausgelöst.
- Das sekundäre (exzessive) Schreien, verursacht durch vorübergehende Erkrankungen. Dazu gehören zum Beispiel die Gastritis (Magenschleimhautentzündung), die Otitis media (Mittelohrentzündung) oder die Ösophagitis (Entzündung der Speiseröhre).
- Das primäre exzessive Schreien, welches auch als chronische Unruhe bezeichnet wird und dauerhaft schreiende Säuglinge im Alter von zwei Wochen bis drei Lebensmonate, maximal sechs Lebensmonate betrifft.

Die Arbeit geht auf exzessiv schreienden Säuglinge ein, welche keine erblichen Vorerkrankungen haben und somit als „gesund" gelten. Sie wird sich einleitend damit befassen, warum das Schreien für Säuglinge so wichtig ist und ab welcher zeitlichen Abfolge von einem exzessiv schreienden Säugling gesprochen werden kann.
Anschließend wird sie auf wichtige Hintergründe für diese chronische Unruhe untersuchen und kindliche sowie elterliche Ursachen differenzieren. Danach folgt ein Einblick auf mögliche Emotionen, die sich bei den Bindungspersonen, aufgrund des dauerhaften Schreiens, entwickeln können. Das letzte Kapitel beschäftigt sich mit Unterstützungsmethoden, welche die Eltern anwenden können, um den schreienden Säugling zu beruhigen.
Im wissenschaftlichen Kontext werden Regulationsstörungen (Symptombilder sind exzessives Schreien, Fütter- und Schlafstörungen) als ernst zunehmende Belastungen und Gefährdungen für die kindliche Entwicklung, seine psychische Gesundheit und das Kindeswohl im Allgemeinen beschrieben. Des Weiteren wird aufgezeigt, dass frühe Verhaltensregulationsprobleme sich auf Verhaltensauffälligkeiten des Säuglings

niederschlagen und auch fast immer zu einer besonderen Belastung der Eltern bzw. beeinträchtigen die Eltern-Kind-Interaktion führen. Das belastete Interaktionsmuster zeichnet sich beispielsweise in verkürzten Phasen positiver Interaktionen und in einer geringeren Feinfühligkeit der Eltern aus. Solche disharmonischen Interaktionen erhöht das Risiko späterer Auffälligkeiten und trägt damit zu einer ungünstigen Prognose bei.

Adolf Portmann arbeitete unter dem Aspekt der psychischen Entwicklung von Kindern heraus, dass ein menschliches Neugeborene eine "physiologische Frühgeburt" ist (Portmann, 1951). Bei der Gegenüberstellung eines menschlichen Neugeborenen mit anderen hoch entwickelten Säugern kam er zu dem Schluss, dass eine menschliche Schwangerschaft 20 Monate dauern müsste, damit ein Neugeborenes eine vergleichbare Hirnreife aufweisen kann. Aufgrund des relativ unausgereiften Nervensystem kommt es in den ersten Lebensmonaten oft zu Anpassungsproblemen (vgl. Akademie für Fortbildung in Psychotherapie).

Epidemiologische Erhebungen verdeutlichen, dass die Prävalenz des primär exzessiven Schreiens je nach Stichprobe, Erhebungsinstrumenten und Zeitpunkt erheblich schwankt. Reijneveld et al. (2001) fand bei einer Erhebung in einer niederländischen Population (unter Verwendung von zehn verschiedenen Operationalisierungen exzessiven Schreiens) eine Häufigkeit von 1,5 – 11,9 % heraus. Weitere Erhebung unter Anwendung der „Dreier-Regel" nach M. Wessel et al. (1954) arbeiteten Prävalenzzahlen zwischen 9,2 % (Dänemark; Alvarez, 2004) und 16,3 % (Deutschland; von Kries, Kalies, & Papousek, 2006) heraus (ebd.).

2. Das Schreiverhalten als frühes Kommunikationsmittel

Der junge Säugling besitzt mehrere Möglichkeiten, um mit seiner Bindungsperson und seiner Umwelt zu kommunizieren. Dazu gehören beispielsweise der Blickkontakt, die Körperhaltung und das Nörgeln oder Quengeln. Das wirkungsvollste aller Kommunikationsmittel, die ihm zur Verfügung stehen, ist der kindliche Schrei. Nur durch ihn kann der Säugling auf sich aufmerksam machen und seine Bedürfnisse zum Ausdruck bringen. Damit sichert dieses effektive Alarmsignal seine Existenz.

2.1 Kommunikations- und Bindungsaufbau durch Schreien

Der neugeborene Säugling besitzt noch keine Fähigkeiten zur selbstständigen Befriedigung seiner grundlegendsten Bedürfnisse und benötigt zu dieser Prozessregulation die Hilfe seiner Bezugsperson. Somit ist das Schreien die effektivste Lösung, um unmittelbar Kontakt aufzunehmen und „die Bindung mit den wichtigsten Bezugspersonen (Mutter/Vater) aufrechtzuerhalten" (Lucas 1999, S. 20, 114). Mit seinem Schreien will er darauf aufmerksam machen, dass ihm etwas missfällt und er sein Problem nicht allein lösen kann. Gründe für dieses Verhalten können elementare Bedürfnisse und Prozesse wie Hunger- bzw. Durstgefühl und die Schlaf- wach- Regulation darstellen, aber auch zwischenmenschliche Bedürfnisse wie das Verlangen nach Schutz, Wärme und Geborgenheit. „In den ersten Lebenstagen haben Babys noch wenig Kontrolle über die Ausdrucksformen ihres Schreiens. Sie lernen erst im Laufe der Zeit differenzierte, für sie typische Laute zu bilden, sozusagen ihr Schreien zu perfektionieren." (Diederichs/Olbricht 2002, S. 59). Durch diese Perfektionierung entstehen unterschiedliche Schreinuancen für verschiedene Bedürfnisse.

Desweiteren muss auch der Kommunikationspartner, in erster Linie die Bindungsperson, lernen die hilfesuchenden Signale richtig zu differenzieren und angemessen darauf zu reagieren. Gerade in den ersten Lebenswochen des Säuglings entstehen hierbei des Öfteren Interpretationsprobleme, welche sich jedoch aufgrund einer sich entwickelnden Harmonisierung, einem verbesserten Erkennen der Schreinuancen oder einer besseren Verhaltensbeobachtung des Säuglings nach und nach reduzieren.

Die kommunikative Interaktion wird durch eine „intuitive kommunikative Didaktik" (vgl. Papoušek 1994, S 31f.) unterstützt. Das bedeutet, dass sich die Bindungsperson, weitestgehend unbewusst, an das Verhalten und die Kompetenzen des Säuglings spezifisch anpasst, somit kommt es zu einer adäquaten Verständigung auf gleicher Kommunikations-

ebene. Dieses intuitive elterliche Verhalten unterstützt die eingeschränkten Fähigkeiten der Säuglinge und lässt sie in diesem Lernprozess „entdecken, dass ihr Verhalten vorhersagbare Konsequenzen hat und sie ››die Welt‹‹ beeinflussen können." (Barth 2008, S. 21).

2.2 Unterschiede zwischen „normalem" und exzessivem Schreiverhalten

Das Schreiverhalten von Säuglingen dient der Aufmerksamkeitsgewinnung, zur Bedürfnisbefriedigung und Unterstützung von Regulationsprozessen.
Nach Brazelton et al. (1962) schreien „normale" Säuglinge in den ersten zwei Lebenswochen durchschnittlich 1,75 Stunden am Tag, mit der sechsten Lebenswoche steigert sich dies täglich um ca. eine Stunde. Er verzeichnete allerdings einen kontinuierlichen Abfall bis zur zwölften Woche auf ca. eine Stunde am Tag und bezeichnete demzufolge die ersten drei Lebensmonate als die Zeit, in der der Säugling am meisten schreit. Möglicherweise gibt es in dieser Phase bestimmte Entwicklungsschübe, wie beispielsweise die Reifung des Zentralnervensystems oder die Erweiterung des Wahrnehmungssystems, durchlaufen werden, welche die Ursache für diesen Verlauf darstellen. Im Tagesverlauf äußert sich das „normale" Schreien vermehrt in den späten Nachmittags- und frühen Abendstunden.
Da das Umfeld, vorrangig die Bindungspersonen des Säuglings, das Schreien individuell wahrnehmen und gegebenenfalls als störend ansehen, ist die Kategorisierung, ob das Schreiverhalten „normal" oder exzessiv ist, vorrangig subjektiv. „Ungefähr 10-20% der Eltern klagen, insbesondere in den ersten Lebensmonaten, über belastende Schreiprobleme ihres Kindes." (Barth 2008, S. 51).
Mit Hilfe der „Dreier-Regel" nach M. Wessel et al. (1954) kann objektiv eingeschätzt werden, ob ein Säugling exzessives Schreiverhalten aufweist. Laut dieser Regel ist ein Säugling ein Schreibaby, wenn er „an mindestens drei Tagen pro Woche mehr als drei Stunden pro Tag schreit und dieses Schreiverhalten mehr als drei Wochen lang anhält." (Lucas 1999, S. 26). Die Anwendung dieser Regel in einer deutschen Erhebung im Jahr 2006 ergab eine Gesamtprävalenz für exzessives Schreien von 16% bis zum 3. Lebensmonat und ca. 6% zwischen dem 3. und 6. Lebensmonat (vgl. Kries et al. 2006).
Dieses exzessive Schreiverhalten stellt auf Dauer sowohl für den Säugling, als auch für seine Bindungspersonen eine enorme psychische und physische Belastung dar. Es bedeutet für beide Seiten einen dauerhaften Stresszustand, bis hin zur Gefährdung der Gesundheit.

3. Mögliche Ursachen und Hintergründe für exzessives Schreien

Die Frage nach der Ursache für das exzessive Schreien des Säuglings muss differenziert betrachtet werden. In erster Instanz sollte medizinisch untersucht werden, ob der Säugling somatische (körperliche) Störungen aufweist. Ist dies nicht der Fall, sollte in Betracht gezogen werden, dass er Defizite in seinen selbstregulativen Fähigkeiten hat. Eine weitere mögliche Ursache stellen Kommunikations- und Interpretationsprobleme während der Interaktion mit Bindungspersonen dar oder diese sind aufgrund einer enormen Belastung nicht in der Lage, sich adäquat auf die Bedürfnisse ihres Säuglings einzustellen. Papoušek und Papoušek ordnen diese Störfaktoren, unter Berücksichtigung ihrer dynamischen Systemtheorie in einen „diagnostischen Trias frühkindlicher Regulationsstörungen" ein (siehe Anhang, Abb. 1).

3.1 Körperliche Ursachen

Lange Zeit wurde angenommen, dass die Ursache für exzessives Schreiverhalten bei Säuglingen somatische Beeinträchtigungen darstellen.
Als primär auslösender Faktor wurde eine gastrointestinale Störung vermutet. Das Verdauungssystem der Neugeborenen ist zwar noch nicht vollständig ausgereift, dennoch haben die meisten Säuglinge (die zum errechneten Termin geboren sind) keine Probleme bei der Verdauung. Es wird vermutet, dass es bei einigen Säuglingen während des Verdauungsprozesses zu einer vermehrten Ansammlung von Gasen im Magen- Darm- Trakt kommt, welche schmerzhafte Verkrampfungen der Magen- Darm- Muskulatur auslösen (vgl. Lucas 1999, S. 31f). Beobachtet werden diese kolikartigen Bauchschmerzen ab der zweiten Lebenswoche bis zum dritten Lebensmonat, weshalb dieses Phänomen oft als Drei- Monats- Koliken beschrieben wird. Eine weitere mögliche Ursache für das exzessive Schreiverhalten kann in der veränderten Muttermilchzusammensetzung begründet liegen. Mit Beginn der dritten Stillwoche wird das bis dahin homogene Gemisch aus Muttermilch und Kolosum zu einer lactosehaltigen Vormilch, mit einer durstlöschenden Wirkung und einer fetthaltigen Hintermilch (setzt nach ca. zehn Minuten ein) mit einer sättigenden Wirkung aufgespalten (vgl. Rankl 2009, S. 74). Gerade empfindliche Säuglinge reagieren auf diese Umstellung sensibel. Symptome, die sie aufzeigen, sind das plötzliche Schreien bis hin zum Schmerzschreien nach der Nahrungsaufnahme, ein harter oder aufgeblähter und druckempfindlicher Bauch, Blähungen, dauerhafte Unruhe und deutliche Muskelspannung.

Die Theorie der Koliken muss aber kritisch betrachtet werden, da bei einem Vergleich von Röntgenaufnahmen „normaler" und exzessiv schreiender Säuglinge bewiesen wurde, dass es keine auffälligen Unterschiede hinsichtlich der Gasmenge im Bauch während eines Schreianfalls gibt. Außerdem haben „Schreibabys" auch keine häufigeren Blähungen als „normale" Säuglinge (vgl. Rankl 2009, S. 13f).

Weitere somatische Störungen, die einen Säugling zum exzessiven Schreien veranlassen können, sind Unverträglichkeiten gegenüber verschiedenen Lebensmitteln. Dazu zählen in erster Linie die Laktoseintoleranz (Milchzuckerunverträglichkeit), die Milcheiweißallergie (Kuhmilchunverträglichkeit) oder andere Lebensmittelallergien (beispielsweise gegen Nüsse, Meerestiere, Getreide oder koffeinhaltige Nahrungsmittel). Diese Nahrungsmittel nimmt der gestillte Säugling durch die Ernährung der Mutter über die Muttermilch auf. Häufige Folgen sind allergische Reaktionen, wie zum Beispiel Übelkeit, Erbrechen und Durchfall, meist in Verbindung mit Juckreiz und Reaktionen der Schleimhäute in Mund- und Rachenraum.

Andere untersuchte Faktoren, die ebenfalls in Betracht gezogen werden müssen, sind Darminvagination (Einstülpungen von Darmabschnitten) oder ein Darmvolvulus (Darmverschluss). Diese führen zu einer andauernden Verstopfung und bewirken die Bauchschmerzen des Säuglings. Eine andere verdauungsbedingte Ursache ist der Gastroösophagealer Reflux (Rückfluss). Durch den Rückfluss von Mageninhalt in die Speiseröhre kommt es bei dem Säugling zu Sodbrennen, Entzündungen in der Speiseröhre und gegebenenfalls zum Erbrechen (vgl. Lucas 1999, S. 39f.).

Die Diagnose der kolikartigen Bauchschmerzen aufgrund von Verdauungsproblemen, einer Nahrungsmittelunverträglichkeit oder ähnlichem muss allerdings mit Vorsicht gestellt werden. Heute ist bekannt, dass lediglich 10 % der Säuglinge mit exzessivem Schreiverhalten eine somatische Störung aufweisen (vgl. Miller/Barr 1991). Deshalb sollte das gesamte Umfeld des Säuglings betrachtet werden, um den Grund für das übermäßige Schreien herauszufinden.

3.2 Defizite in der Selbstregulation

Aufgrund ihrer mangelnden cerebralen Ausreifung sind Säuglinge noch nicht in der Lage äußere und innere Reize angemessen abzubauen. Sie besitzen jedoch angeborene selbstregulative Fähigkeiten, welche es ihnen ermöglichen in einem begrenzten Umfang zu starke Reize abzuschirmen. Solche Schutzmechanismen dienen der Beruhigung und sind beispielsweise das Saugen an den Fingern, das Trockensaugen oder das Abwenden und Wegschauen von Kommunikationspartnern während einer Interaktion (vgl. Barth 2008, S.

72ff). Die wichtigsten Regulationsprozesse mit denen die Säuglinge in den ersten drei bis vier Lebensmonaten zurechtkommen müssen, sind Regulation der Nahrungsaufnahme, die motorische Regulation bzw. die Koordination der Körperbewegungen und die Schlaf- Wach- Regulation.

Die grundlegendste Voraussetzung für einen adäquaten und flexiblen Umgang mit Reizen ist ein angemessener Schlaf- Wach- Rhythmus. Neugeborene haben noch keinen geregelten Tag- Nacht- Rhythmus und zeigen in den ersten Lebensmonaten wechselnde Schlaf- und Wachphasen. Nach Brazelton werden sechs Verhaltenszustände unterschieden, darunter zählen der ruhige und der aktive Schlaf, der Halbschlaf, der aufmerksame Wachzustand, der quengelige Wachzustand und das Schreien (siehe Anhang Abb. 2). Um zu starke Reize während der Wachphase abbauen zu können, muss der Säugling ein ausgewogenes Schlafverhalten haben (vgl. Barth 2008, S. 25ff).

Exzessives Schreiverhalten wird oft aufgrund einer erschwerten Anpassung an äußere Reize der Umgebung und durch einen unausgewogenen Schlaf- Wach- Rhythmus ausgelöst. Bei diesen Säuglingen sind die Verhaltenszustände weniger deutlich ausgeprägt und können abrupt wechseln. Es fällt ihnen schwer nach einer Wachphase zur Ruhe zu kommen und eine Tiefschlafphase zu erreichen. Sie bleiben oft in der Phase des Halbschlafes, wodurch sie Probleme haben, Reize auszublenden und schnell bei Geräuschen in ihrer Umgebung aufwachen oder durch eigene motorische Unruhen erschrecken. In der darauf folgenden Wachphase können die Säuglinge die äußeren und inneren Reize noch weniger ignorieren und sind noch schneller überreizt. Ein Spannungsabbau dieser andauernden Unzufriedenheit und Reizüberflutung kann dem Säugling nur mit einem erneuten exzessiven Schreianfall gelingen (vgl. Barth 2008, S. 52f).

3.3 Kommunikations- und Interpretationsprobleme zwischen Eltern und Säugling

Bereits der junge Säugling sendet Signale aus, um seinen Bezugspersonen seine Bedürfnisse und Wünsche mitzuteilen. Dafür stehen ihm mehrere nonverbale Kommunikationsmöglichkeiten zur Verfügung. Darunter zählen zum Beispiel das Zeigen von Aufmerksamkeit und Interesse während des Wachzustandes, Suchbewegungen mit dem Mund als Zeichen von Hunger, das Starren auf Objekte als Anzeichen von Interesse oder Müdigkeit, das Abwenden oder Wegschauen als Selbstregulationsprozess und das Quengeln bis hin zum Weinen. Das Weinen ist das universellste Kommunikationsmittel, denn damit kann der Säugling sowohl

sein Unbehagen wie Hunger, Müdigkeit oder Langeweile, als auch das Bedürfnis nach Körperkontakt ausdrücken. Werden seine Argumente von der Bezugsperson nicht erhört, kann es vorkommen dass der Säugling sein Weinen bis hin zum Schreien verstärkt (vgl. Rankl 2009, S. 27ff). Trotz der intuitiven elterlichen Kompetenzen kommt es, aufgrund dieser weniger eindeutigen Signale, bei der Ursachensuche zu Missverständnissen und Fehlinterpretationen auf beiden Seiten. Erschwerend kommt hinzu, dass aufgrund unserer technologisierten Hochkultur die nonverbale Kommunikation immer mehr in den Hintergrund rückt und somit stückweise verlernt wird (vgl. Rankl 2009, S. 32).

Bei exzessiv schreienden Säuglingen wechseln die Verhaltenszustände oft ohne ersichtlichen Grund und ohne genaue Vorankündigung. Das hat zur Folge, dass das natürliche Kommunikationsmuster zwischen den Bezugspersonen und dem Säugling erheblich gestört wird und die Bindungspersonen an ihren elterlichen Fähigkeiten zu zweifeln beginnen. Da sie ihren Säugling nicht erfolgreich beruhigen können, werden sie womöglich im Umgang mit ihm immer unsicherer und hilfloser. Einerseits kann dies zu einem Gefühl von Versagen und Ohnmacht führen, wodurch das Selbstvertrauen weiterhin sinkt, andererseits können aber auch Ärger und Wut aufkommen. Auf Seiten des Säuglings entstehen daraufhin Irritationen, da seine Signale nicht angenommen werden. Außerdem nimmt er die angespannte Situation wahr und fühlt möglicherweise noch mehr Unbehagen.

In dieser Situation beeinflussen falsche Interpretationen und spontane, unüberlegte Lösungsversuche den weiteren Verlauf im Umgang mit dem Säugling. So verschafft zum Beispiel das pausenlose Herumtragen nicht die dringend benötigte Ruhe und überreizt ihn noch mehr (vgl. Lucas 1999, S. 58). Es entsteht ein sogenannter Teufelskreis aus Reaktionen, die sich gegenseitig beeinflussen und das exzessive Schreien weiter aufrechterhalten und zu einem weiteren Anstieg des Spannungszustandes führen können.

Selma Fraiberg et al. (2003) beschäftigte sich mit der subjektiven Interpretation kindlicher Signale durch die Bezugsperson. Sie stellte fest, dass es gelegentlich zu Fehlinterpretationen kommt, bei denen die Bindungspersonen ihr eigenes Verhalten oder das einer anderen wichtigen Person auf den Säugling übertragen. Zum Problem wird dies, wenn überwiegend negative Eigenschaften und Absichten interpretiert werden. Sie beschrieb zwei Arten von „Gespenstern im Kinderzimmer":

1. Im ersten Fall repräsentiert der Säugling einen Aspekt aus den unbewussten Erlebnissen einer Bezugsperson.

Beispiel → „Herr W. nimmt seinen Sohn sofort auf den Arm, wenn dieser nur den leisesten Unmut von sich gibt. »Ich bin früher nie hochgenommen worden, wenn ich geweint habe, und nehme meinen Eltern das heute noch übel.«" (Barth 2008, S. 59).

2. Im zweiten Fall übernimmt der Säugling die Rolle eines Menschen aus der Vergangenheit einer Bezugsperson.

Beispiel → „»Meine Tochter ist wie mein Vater«, sagt Herr U. »Sie kommandiert uns den ganzen Tag rum, und wenn wir nicht sofort springen, brüllt sie los." (Barth 2008, S. 59).

Im schlimmsten Fall können andauernde Interpretations- und Kommunikationsprobleme zu einer vollständigen Stagnation der Interaktion zwischen Bindungsperson und Säugling führen.

3.4 Auswirkungen aufgrund elterlicher Belastung

Psychische und physische Belastungen der Schwangeren während und nach der Schwangerschaft können ebenfalls die Ursache für das exzessive Schreien von Säuglingen darstellen.

Während der Schwangerschaft sind Mutter und Fötus über die Nabelschnur miteinander verbunden. Darüber nimmt das Ungeborene nicht nur Nahrung und Sauerstoff auf, sondern nimmt auch hormonelle (bzw. emotionale) Veränderungen wahr. „Ein Schock, der der werdenden Mutter wiederfährt, durchfährt auch das Baby." (Dietrichs, Olbricht 2002, S. 64). Solche Belastungen können seelisch und körperlich bedingt sein. Die englische Soziologin Kitzinger fand heraus, dass es eine um rund 60 Prozent gesteigerte Wahrscheinlichkeit gibt, einen exzessiv schreienden Säugling zu bekommen, wenn eine schwierige Schwangerschaft vorliegt.

Beispiele für Auslöser einer seelischen und körperlichen Belastung während der Schwangerschaft können sein:

- Eine überhöhte Erwartungshaltung und zu hohe Ansprüche an sich selbst.
- Die Angst, der Fötus könnte körperlich oder geistig nicht gesund sein.
- Veränderungen im sozialen Netzwerk der Schwangeren, die Belastung bis hin zum Zerbrechen von wichtigen freundschaftlichen Verbindungen, sowie neue und unvorhergesehene Entwicklungen in der Partnerschaft (Ehe, Trennung) oder Mobbing im Berufsleben.
- Eine negative Einstellung der Schwangeren zum „Mutterwerden" und die ständige Unsicherheit der Situation nicht gewachsen zu sein.

- Die Entscheidung über eine Abtreibung bei einer ungewollten Schwangerschaft und das Bewältigen späterer Schuldgefühle, wenn diese nicht vorgenommen wurde.
- Dauerhafter Stress, welcher den Adrenalinspiegel ansteigen lässt, den Herzschlag beschleunigt und den Blutdruck erhöht und Hitzewallungen, Kopfschmerzen, Magen-Darm- Probleme und Schlafstörungen verursachen kann.
- Komplikationen während der Schwangerschaft, wie Zwischenblutungen oder Infektionen.
- Hormonelle Veränderungen, die zu übermäßigen Stimmungsschwankungen führen.

Ein schwieriges oder sogar traumatisches Geburtserlebnis für die Mutter (und den Säugling) kann ein weiterer Grund für exzessives Schreiverhalten des Säuglings sein. Bei einer Geburt, bei der die Vorstellungen und Wünsche der Mutter nicht berücksichtigt werden, kann bei ihr ein Gefühl von Enttäuschung, Schuld oder sogar Versagen aufkommen lassen (vgl. Diederichs, Olbricht 2002, S. 79ff). Da diese Empfindungen erst verarbeitet werden müssen und oft mit einem Sinken des Selbstbewusstseins einhergehen, kann dies möglicherweise zu einem erschwerten Bindungsaufbau zwischen Mutter und Säugling in den ersten Tagen bis Wochen führen.

Solche Belastungen, in Verbindung mit beispielsweise den hormonellen Schwankungen nach der Geburt, Schmerzen durch Geburtsverletzungen (Kaiserschnitt, Dammnaht) oder Zukunftsängste, können Gründe für die Entwicklung einer postpartalen Depression sein. „Nach der Geburt eines Kindes leiden 10% bis 15% aller Mütter unter klinisch relevanten Depressionen (Murray & Carothers, 1990; Kumar & Robson, 1984; O'Hara et al., 1984)" (Domogalla, Caroline 2008, S. 26). Da die Mutter, als wichtigste Bezugsperson, nicht im benötigten Ausmaß verfügbar ist und der Säugling die depressive Stimmung spürt, wird er durch dauerhaftes Schreien auf sich, seine Bedürfnisse und sein Unbehagen aufmerksam machen.

Nach der Geburt können sowohl Selbstzweifel an den elterlichen Kompetenzen, ein zu hoher Erwartungsdruck an das perfekte Familienglück als auch unbewusste und festgefahrene Vorstellungen und Wünsche über das Geschlecht oder bestimmte Charaktereigenschaften des Säuglings die Bindungspersonen belasten. Des Öfteren führen solche Erwartungen zu einem erschwerten Bindungsaufbau zwischen Bindungspersonen und Säugling.

4. Eventuelle Emotionen und Reaktionen der Eltern auf das Schreien

Der Schrei eines Säuglings hat bei einer Distanz von 25 cm eine Lautstärke von 80 bis 85 Dezibel und kann bis zu 117 Dezibel erreichen, was ungefähr dem Lärm eines Rasenmähers (85 db), beziehungsweise einer Motorsäge (110 db) entspricht. Er ist ein Alarmsignal, welches für größere Entfernungen gedacht ist. Das bedeutet, dass der Säugling auch noch zu hören ist, wenn seine Bezugsperson nicht in unmittelbarer Nähe verweilt. Hört die Bindungsperson diesen Schrei wird ihr Körper unverzüglich in Alarmbereitschaft versetzt, ihr Adrenalinspiegel steigt sekundenschnell an, der Blutdruck und die Herzfrequenz erhöhen sich ebenfalls (vgl. Lucas 1999, S. 9). Bei Bindungspersonen, deren Säugling ein exzessives Schreiverhalten zeigt, kann dieser dauerhafte Lärmpegel und die ständige Alarmbereitschaft zu enormen psychischen Belastung führen.

4.1 Emotionale Belastung und mögliche Reaktionen

Die Emotionen, die der permanent schreiende Säugling auslöst, sind vielfältig. Die Gefühle variieren zwischen Liebe und Verständnis, Scham, Schuld und Versagen, da die Ursache nicht herausgefunden wird und der Säugling nicht beruhigt werden kann, bis hin zu Wut und Ärger. Bei vielen Paaren sind Enttäuschungen, wenn das Verhalten und das Temperament des Säuglings nicht mit dem in der Schwangerschaft entstandenem Wunschbild übereinstimmt und das Glück eines harmonischen Familienlebens sich nicht einstellt, vorprogrammiert (vgl. Rankl 2009, S. 171f.)

Es kommen Sorgen um den Gesundheitszustand und das Wohlbefinden auf, da die Angst entsteht, das permanente Schreien könnte dauerhafte Schäden verursachen. Möglicherweise entwickeln die Bezugspersonen das Gefühl, von Ärzten und Medizinern im Stich gelassen zu werden, da keine somatischen Störungen diagnostiziert werden beziehungsweise diagnostiziert werden können. Hilflosigkeit breitet sich aus, wenn gut gemeinte Ratschläge aus dem Familien- und Freundeskreis nicht helfen und möglicher Vorwurf aufkommt, etwas falsch gemacht zu haben (vgl. Rankl 2009, S. 8). Diese Faktoren können tiefgreifende Verunsicherung in den elterlichen Fähigkeiten auslösen und lassen die Bezugspersonen Machtlosigkeit, Versagen bis hin zur Hilflosigkeit und dem Gedanken an der Situation nie etwas ändern zu können, spüren.

Dauerhaftem Schreien ausgesetzt zu sein, kann körperliche und seelische Folgen haben und zu Erschöpfungs- und Stresssymptomen führen. Der menschliche Organismus ist durch das permanente Schreien ständig in Alarmbereitschaft. Sobald der Säugling schreit, kommt es im

Körper zu einem Adrenalinanstieg in Verbindung mit erhöhter Herzfrequenz, erhöhtem Puls und Blutdruck. Ist der Säugling nicht zu beruhigen, steigt der Adrenalinspiegel weiter an und es kommt zu einer Stressspirale, aus welcher der Körper nicht mehr heraus kommt und die zur Schädigung des gesamten Organismus führen kann (vgl. Diederichs, Olbricht 2002, S. 14). Schlafmangel und Schlafrhythmusstörungen steigern diese Stresserscheinungen noch weiter und es kommt zu Symptomen wie Kurzatmigkeit, Übelkeit, Zittern, Muskelschmerzen, Schweißausbrüche, Magen- Darmbeschwerden aber auch ständiger Gereiztheit, Weinanfällen und Vergesslichkeit. „Das Leben wird zum reinen Überleben" (Diederichs, Olbricht 2002, S. 13). Dies erschwert es den Bezugspersonen erst recht, auf die Bedürfnisse des Säuglings einzugehen, welcher sensibel auf den Stress und die Anspannung reagiert und mit weiterem Unbehagen und Schreien entgegnet.

In dieser scheinbar ausweglosen Situation schlägt oft die Liebe und die Hilflosigkeit der Bezugspersonen in negative Gefühle, wie Wut, um. Diese Wut richtet sich auf den Säugling, da dieser keine Ruhe gibt, aber auch auf die eigene Person und den Partner, da der Säugling nicht erfolgreich beruhigt werden kann.

Das starke emotionale Gemisch aus Wut, Überforderung und Verzweiflung verursacht bei vielen Bindungspersonen erschreckende Gewaltphantasien gegenüber dem schreienden Säugling. Solange diese Gedanken Phantasien bleiben, stellen diese keine Gefahr dar und sind damit zu erklären: „Je näher uns jemand steht, um so intensiver sind auch die Gefühle, die wir für diese Person empfinden – sowohl negative als auch positive." (Lucas 1999, S. 72). Die betroffenen Bindungspersonen haben in dieser Situation die Möglichkeit, entweder mit einer Person ihres Vertrauens über diese Gefühle und Gedanken zu sprechen (siehe Kapitel 5.3 Pause vom eigenen Baby) oder sie zu unterdrücken, was unmittelbar mit einer emotionalen Distanzierung verbunden ist und die Beziehung gefährden kann. Außerdem steigert diese Vorgehensweise die Gefahr wirklich gewalttätig gegenüber dem Säugling zu werden und ihm schlimmstenfalls durch Schütteln ein Schütteltrauma zuzufügen, welches zum Tod führen kann.

Weiterhin können diese vielen verschiedenen Emotionen durch das Auftreten von unerklärlichen und quälenden Sorgen kompensiert werden. Es werden zwanghafte Ängste entwickelt, dass dem Säugling beispielsweise etwas zustoßen könnte und er sich verletzt oder (in sehr extremen Fällen) plötzlich stirbt. Besonders stark sind diese zwanghaften Unfallängste bei Müttern mit postpartalen Depressionen zu finden. Die Ursache für diese Ängste sind andere verdrängte Gefühle, wie zum Beispiel Enttäuschung und Hilflosigkeit,

der unerfüllte Wunsch nach Unterstützung oder die Angst, den eigenen Säugling nicht genug zu lieben (vgl. Rankl 2009, S. 176f).

4.2 Veränderungen in der Partnerschaft

Ein Neugeborenes bedeutet für jede partnerschaftliche Verbindung erhebliche Veränderungen, da sie eine neue und meist noch unbekannte Rolle (Mutter- bzw. Vaterrolle) einnehmen. Wenn der Säugling ein exzessives Schreiverhalten zeigt, kann das für eine Partnerschaft eine enorme Belastung darstellen. Da der Säugling die überwiegende oder meiste Zeit in Anspruch nimmt, werden Momente für intensive Gespräche, Zärtlichkeiten und gemeinsame Unternehmungen immer seltener (vgl. Lucas1999, S. 76f). Eigene Interessen und Bedürfnisse werden aus Rücksicht auf den schreienden Säugling weiter in den Hintergrund gestellt. Mütter, die ihre berufliche Aktivität aufgegeben haben und auf Freizeitaktivitäten verzichten, um dauerhaft für den fordernden Säugling zur Verfügung zu stehen, haben oft Schwierigkeiten einen Ausgleich zu finden. Sie sind meist erschöpft und fühlen sich mit der Situation und ihren Emotionen allein gelassen und überfordert. Nicht selten entwickelt die Mutter ein Gefühl von Eifersucht gegenüber dem Vater, da dieser, aufgrund seiner Berufstätigkeit, ständig Kontakt zu anderen Menschen hat und sie durch das Neugeborene scheinbar sozial isoliert wird.

Da der Vater die Emotionen des Tages meist nicht in vollem Ausmaß mitbekommt, kann er möglicherweise die Probleme und Gefühle der Partnerin nicht nachvollziehen. Außerdem entwickelt dieser bezüglich der intensiven Beziehung zwischen Mutter und Säugling womöglich eine Art von Missgunst.

Wenn die gegenseitigen Erwartungen von Hilfe, Unterstützung, Geborgenheit und Teilhabe ausbleiben, fühlen sich beide Partner frustriert und der Druck, ein funktionierendes Familiensystem aufzubauen, wird weiter verstärkt (vgl. Diederichs/Olbricht 2002, S. 25). Hinzu kommt, dass das Schlafdefizit beide Partner nervös und gereizt macht, wodurch es auch bei harmlosen Meinungsverschiedenheiten zu ernsten Paarkonflikten kommen kann. Der Partner dient oft als Ventil, um angestaute Aggressionen abzubauen (vgl. Rankl 2009, S. 175). Diese Form der Paarkonflikte ist das Resultat angespannter Situationen und stellt eher selten schwerwiegende Paarprobleme dar. Dennoch ist es möglich, dass sich daraus eine Partnerschaftskrise entwickelt, die zu einer dauerhaften Trennung führen kann.

5. Selbsthilfe und Hilfeangebote

Mit der gesellschaftlichen Entwicklung in den letzten Jahrzehnten und dem Wandel von der Großfamilie zur Kleinfamilie entstehen bei Erstgebärenden und jungen Eltern immer häufiger Probleme über den „richtigen" Umgang mit Säuglingen. Wurden in Großfamilien noch die erfahrenen Großeltern und ältere Kinder in die Erziehung mit eingebunden sind die meisten Eltern heute auf sich allein gestellt und suchen oft verzweifelt nach der perfekten Lösung.

5.1 „Richtiges" Reagieren auf kindliche Bedürfnisse und ein geregelter Tagesablauf

Säuglinge haben vor der Vollendung des 3. Lebensmonates, je nach Tageszeit, unterschiedliche Schreiphasen. Von den Vormittags- bis in die frühen Nachmittagsstunden zeigen sie meist ein ruhiges Schlafverhalten. Es kommt jedoch in den späten Nachmittags- sowie Abendstunden zu vermehrte Schreiphasen. In dieser Zeit reagieren sie womöglich die Reizüberflutung des Tages ab (vgl. Rankl 2009, S. 91f).

Ein „richtiges" Reagieren ist notwendig, so dass ihm geholfen wird, sich auszubalancieren und ein exzessives Schreien verhindert werden kann. Um Äußerungen von Unwohlsein frühzeitig wahrzunehmen und somit unangemessene Beruhigungsmaßnahmen zu vermeiden, sollte der Säugling in seinem Verhalten beobachtet werden. Dies lässt den Bezugspersonen genügend Zeit, um dem Säugling zu signalisieren, dass seine Äußerungen bemerkt wurden und um diese zu interpretieren, die Ursache herauszufinden und in spezifischer Weise darauf zu reagieren (vgl. Barth 2008, S. 62f).

Für ein richtiges Interpretieren ist es notwendig, die 6 Verhaltenszustände (nach Brazelton 1995) des Säuglings unterscheiden zu können. Zu diesen Zuständen zählen der ruhige Schlaf (Tiefschlaf), der aktive Schlaf (Traumschlaf bzw. REM-Schlaf), der Halbschlaf, der aufmerksame Wachzustand, in welchem der Säugling interaktionsbereit ist, der quengelige Wachzustand, der den Übergang zum Schreien signalisiert und das Schreien, als Ausdruck von Unzufriedenheit.

Jeder Säugling besitzt ein Repertoire mit unterschiedlichem Schreiverhalten. In Verbindung mit der Beobachtung der Mimik und der Körperbewegung können geübte Bezugspersonen rasch erkennen, was der Säugling signalisiert und welche Bedürfnisse er hat.

Ist dem Säugling beispielsweise langweilig, äußert sich dies durch undeutliches Murmeln und jammern, welches laut genug ist, dass die Bindungspersonen es hören, aber nicht in Aufruhr geraten. Sobald er Aufmerksamkeit bekommt, ist er beruhigt.

Hat der Säugling Hunger, setzt das Schreien allmählich ein. Er weint zuerst unregelmäßig und ist etwas quengelig, seine Schreilaute sind kurz, aber nicht schrill. Zwischen den Schreiphasen lässt er kurze Pausen, als ob er der Bezugsperson Zeit geben will, die Nahrung vorzubereiten. Werden seine Signale nicht erhört, wird sein Schreien lauter und tiefer bzw. rauer in der Tonlage. Er wird wütend, strampelt mit den Beinen, fuchtelt mit den Armen und verdeutlicht sein Bedürfnis durch das Saugen an seinen Fingern.

Wenn der Säugling müde ist, wird er quengelig und sein Weinen klingt klagend. Kommt er nicht zur Ruhe, steigert sich sein Jammern rasch zu einem anhaltenden Gebrüll, welches deutliche Tonschwankungen aufzeigt. (vgl. Lucas 1999, S. 83ff)

Das prompte Reagieren auf die Bedürfnisse des Säuglings ist grundsätzlich wichtig, da er noch nicht die Fähigkeit besitzt, sich selbst zu beruhigen. Außerdem verhindert dies, dass sich ein exzessiver Schreianfall entwickelt. Viele Bindungspersonen haben Angst, durch dieses schnelle Reagieren, den Säugling zu sehr verwöhnen. Doch in den ersten drei Lebensmonaten stellt das prompte Reagieren eine notwendige Hilfeleistung dar. Erst wenn die Entwicklung des Säuglings durch diese Hilfestellungen behindert wird, kann man diese als Verwöhnung ansehen (vgl. Rankl 2009, S. 67f).

Nicht immer ist ein promptes Reagieren notwendig. In manchen Situationen ist der Beruhigungsversuch genau die verkehrte Lösung. Mit dem abendlichen Schreien beim Zubettgehen verarbeitet der Säugling meist die Reizüberflutung des Tages, wird er dabei gestört, indem er wieder aus seinem Bett genommen wird, kann dies zu einem heftigen Schreianfall führen. Auch das Aufschreien während des Schlafes (meist während des Wechsels vom ruhigen in den aktiven Schlaf) ist eine solche Situation. Wird der Säugling dann von einer Bindungsperson tröstend aufgenommen, schreckt er aus seinem Schlaf auf, fühlt sich gestört und beginnt wahrscheinlich exzessiv zu schreien (vgl. Lucas 1999, 142f).

Ebenso wichtig wie ein angemessenes Reagieren ist das Etablieren eines geregelten Tagesablaufs. Viele Experten empfehlen vorweg ein Tagebuch zu führen, in dem Schlaf- und Wachphasen, Stillzeiten und vermehrte Schreiphasen zu berücksichtigen sind. Damit kann auch herausgefunden werden, ob der Säugling wirklich exzessiv schreit und mit welchen Faktoren dies zusammenhängen könnte. Das Gewöhnen an geregelte Mahlzeiten, Schlaf- und Wachphasen und das Einführen von festen sich wiederholenden Ritualen ermöglicht dem Säugling sich am Tagesablauf zu orientieren. Beispielsweise sollte, je nach Möglichkeit und

Situation, das Schlafritual immer der gleichen Ordnung folgen. Dabei ist unter anderem auf die Schlafenszeiten, die Schlafumgebung (z. B. der Raum, das Bett oder der Stubenwagen), die Schlafposition und mögliche Einschlafhilfen wie Musik, Schnuller oder Kuscheltiere zu achten (vgl. Barth 2008, S. 87f).

Eine weitere wichtige Rolle für das Gelingen des geregelten Tagesablaufes spielt die Reizreduzierung. Vor allem exzessiv schreiende Säuglinge benötigen in den ersten drei Lebensmonaten eine reizarme Umgebung. Dazu zählen übermäßige Reize zu Hause und außerhalb. Für den Säugling unangenehme Dinge (beispielsweise das Baden, Nägel schneiden) sollten in günstige Tageszeiten verlegt werden, in denen er „stabil genug ist, um zusätzliche »Belastungen« gut ausbalancieren zu können." (Rankl 2009, S. 93). Dies gilt auch für Besuche bei Verwandten und Freunden, sowie Besorgungen. Einkäufe sollten bewusst in die Vormittagszeit gelegt werden, da der Säugling in dieser Zeit noch ausgeruht ist und seine Reizschwelle noch nicht erreicht wurde.

5.2 Beruhigungsmethoden

Das Wichtigste für einen Säugling in den ersten drei Lebensmonaten stellt ein enger Körperkontakt zur Bezugsperson dar. Die Körpernähe ist nicht nur für die neuronale Entwicklung notwendig, sie vermittelt dem Säugling auch das Gefühl von Liebe, Geborgenheit und Unterstützung. Aufgrund dessen stellt sie eine der grundlegendsten Beruhigungsmethoden dar. Gerade während einer Schreiattacke benötigt der Säugling diesen festen, körperlichen und emotionalen Halt, um sich wieder beruhigen zu können (vgl. Diederichs/Olbricht 2002, S. 116). Rhythmische Schaukelbewegungen erinnern den Säugling an die Bewegungen im Mutterleib und können ihn somit ebenfalls beruhigen. Diese können durch Beruhigungshilfen wie Kinderwiege, Babyhängematte und Babyschaukel, aber auch in Verbindung mit Körperkontakt durch Tragetücher simuliert werden. Tragetücher (siehe Anhang Abb. 3) bieten dem Säugling nicht nur sanfte Schaukelbewegungen, sie schaffen auch die benötigte Körpernähe zur Bindungsperson. Unterstützend zum Körperkontakt und dem Schaukeln wirken beruhigende Geräusche, vor allem Zischlaute (Sch-Laute). Die Ursache hierfür ist womöglich, dass sie den Geräuschen in der Gebärmutter (beispielsweise dem mütterlichen Herzschlag, aber auch Stimmen oder Musik von außen) ähneln.

Eine Beruhigungsmethode, die in den letzen Jahren wieder vermehrt empfohlen wird, ist das feste Einwickeln des Säuglings in eine Decke, auch bekannt als Pucken (siehe Anhang Abb. 4). Neugeborene und junge Säuglinge neigen bei lauten Geräuschen, unerwarteten

Bewegungen und aufgrund ihrer körperlichen Unreife zu Spontanbewegungen der Arme und Beine (Moro-Reflex). Diese Bewegungen können den Säugling so stark irritieren, dass er exzessiv zu schreien beginnt. Das Pucken verhindert unwillkürliche Körperbewegungen, es gibt dem Säugling durch die Begrenzung ein Körpergefühl und vermittelt ihm das gleiche Gefühl, wie vor der Geburt in der Gebärmutter (vgl. Rankl 2009, S. 44ff).

Bei allen Beruhigungsmaßnahmen muss die Bezugsperson stets darauf achten, wie der Säugling reagiert. Sollten ihn die Maßnahmen irritieren, führt dies mit hoher Wahrscheinlichkeit nicht zur erwünschten Beruhigung. Weiterhin ist entscheidend, dass die Person, die den Säugling beruhigt, selbst emotional ausgeglichen ist, da sich die innere Unruhe und Anspannung der Bezugsperson auf ihn überträgt und zu einem weiteren Schreianfall führen kann.

Der junge Säugling besitzt einige Selbstregulationsmaßnahmen, mit denen er sich beruhigen kann. In erster Linie ist hier das Saugen bzw. das Nuckeln zu nennen, mit welchem er sich beruhigt. Gerade Säuglinge mit exzessivem Schreiverhalten aufgrund von Koliken sind auf das beruhigende Nuckeln angewiesen. Das Problem stellt hierbei das Nuckeln an der mütterlichen Brust dar, da dabei die Nahrungsaufnahme unvermeidbar ist, welche bei dem Säugling erneut Bauchkrämpfe auslösen. Demzufolge ist das Einsetzen eines Schnullers eine gute Alternative. Säuglingen, die älter als drei Monate sind und bereits vermehrt Kontakt zu Gegenständen und Spielzeugen aufnehmen, kann zur Selbstregulation ein Kuscheltier angeboten werden. Dies eignet sich besonders, wenn der Säugling bereits zu quengeln begonnen hat, aber die Bezugsperson keine Zeit hat, um angemessen zu reagieren.

5.3 Pause vom eigenen Baby

Wenn Bindungspersonen dauerhaft und ohne Ausgleichsmöglichkeiten mit exzessiv schreienden Säuglingen in Kontakt stehen, sind negative Gefühle unvermeidlich (wie bereits in Kapitel 4.1 Emotionale Belastung und mögliche Reaktionen dargestellt). In einer solchen Situation ist es wichtig, dass die Bezugsperson nicht die Beherrschung verliert und den Säugling anschreit, schlägt oder schüttelt. Denn gerade das starke Schütteln kann für den Säugling tödlich enden.

Wenn bei einer Bindungsperson Gewaltphantasien aufkommen, sollte sie diese Gedanken nicht einfach unterdrücken, da die Gefahr steigt, gegenüber dem Säugling gewalttätig zu werden, sondern sie sich eingestehen. Idealerweise sollte sie den Raum verlassen und sich eine Möglichkeit suchen, um diese aggressiven Impulse unter Kontrolle zu bekommen und

sich zu beruhigen, beispielsweise durch entspannende Übungen, Musik oder das Abreagieren der Wut an Gegenständen. Dies bedeutet zwar, dass der Säugling allein weiterschreit, letzten Endes ist dies aber eine Schutzmaßnahme.

Eine weitere Notwendigkeit für den Umgang mit diesen Gefühlen stellt das Suchen einer Vertrauensperson dar. Der Gesprächspartner ist dafür zuständig, den entstandenen Konflikt zu entschärfen und Verständnis für die Emotionen und Phantasien des Erziehungsberechtigten zu zeigen. Die idealen Partner könnten gegebenenfalls der eigene Partner, Verwandte, Freunde, (welche aber oft von den beschriebenen Emotionen abgeschreckt sind und somit nur eine geringe Hilfe sein können) oder professionelle Helfer wie Ärzte, Hebammen oder Therapeuten sein. Laut dem Kinder- und Jugendhilfegesetzes (KJHG - Sozialgesetzbuch 8, Kapitel 2, Abschnitt 4 §§ 27 – 41) hat jeder Personensorgeberechtigte „bei der Erziehung eines Kindes [...] Anspruch auf Hilfe (Hilfe zur Erziehung), wenn eine dem Wohl des Kindes [...] entsprechende Erziehung nicht gewährleistet ist und die Hilfe für seine Entwicklung geeignet und notwendig ist." (KJSG, § 27 (1)). Dazu gehören unter anderem die Hilfe zur Erziehung (§27), die Erziehungsberatung (§28), der Erziehungsbeistand (§30) und die sozialpädagogische Familienhilfe (§31). Demzufolge gibt es einen gesetzlichen Anspruch auf Hilfe durch Dritte, falls aus dem eigenen sozialen Umfeld keine Unterstützung zu erwarten ist. Die Bindungsperson sollte für einen Ausgleich zum ständigen „durch den Säugling angeschrien werden" sorgen. Sie sollte sich die dringend benötigten Pausen gönnen, um auf ihre eigenen Bedürfnisse einzugehen, sich gemeinsam mit dem Lebenspartner erholen, sich wieder vermehrt in ihr soziales Umfeld integrieren oder beispielsweise mit Atemübungen, Meditation oder Massagen entspannen. Es ist besonders wichtig, dass sie Prioritäten setzt.

5.4 Schreiambulanzen

Schlagen jegliche Versuche den Säugling zu beruhigen fehl, gibt es die Möglichkeit professionelle Hilfe, beispielsweise Therapien oder Kriseninterventions- Einrichtungen wie die Schreiambulanz, aufzusuchen.

Schreiambulanzen (auch bezeichnet als z. B. Babysprechstunde oder Elternberatung ›Vom Säugling zum Kleinkind‹) sind spezielle Beratungsstellen, welche auf die Behandlung von Regulations- und Beziehungsstörungen im Säuglings- und Kleinkindalter ausgerichtet sind. Zu diesen Regulationsstörungen zählen

- frühes exzessives Schreien
- chronische Unruhe
- Schlaf-, Fütter- und Gedeihstörungen
- chronische Unruhe und Spielunlust
- soziale Ängstlichkeit
- exzessives Klammern und Trotzen
- Trennungsängste
- oppositionell-aggressives Verhalten

Je nach Spezialisierung stellen sie unterschiedliche Angebote bereit, dazu zählen unter anderem Kriseninterventionen, Entwicklungsberatung, Kommunikations- und Beziehungstherapie, Eltern- Säuglings- Psychotherapie, Paar- und Familientherapie/-Beratung, aber auch alternative Heilmethoden, wie beispielsweise Osteopathie, Kinesiologie oder Akupunktmassage. Die drei wichtigsten Grundelemente sind die Entwicklungsberatung, die Reizreduktion- und Tagesstrukturierung, die Entlastung der primären Bezugspersonen und videogestützte Interaktionsanalysen und –training. Im Vordergrund jeglicher Behandlungen von frühkindlichen Regulationsstörungen, stehen immer die intensive Zusammenarbeit zwischen Beratern bzw. Therapeuten und den Erziehungsberechtigten. Außerdem ist die rasche Behebung der Symptome (durch Aufbau und Unterstützung der Selbstregulations- und Selbstberuhigungsfähigkeiten des Säuglings), eine wirksame Entlastung der Bindungspersonen durch die Vermittlung von entwicklungspsychologischem Wissen, einem individuell angepassten Umgang mit dem Säugling (hinsichtlich dem Erkennen und Unterstützen seiner Kompetenzen) und eine Unterstützung positiver Interaktionen und Beziehungserfahrungen äußerst wichtig (vgl. Schreiambulanz - Stormarn)

6. Zusammenfassung

Zusammenfassend ist zu sagen, dass der Schrei des Säuglings sein Überleben sichert und somit sein wichtigstes Kommunikationsmittel ist.

Bei Säuglingen mit einem übermäßigen Schreiverhalten ist es für die Bindungspersonen, aufgrund ihrer subjektiven Haltung, oft schwer das wahre Ausmaß des Schreiens einzuschätzen. Deshalb gilt zur Identifikation die „Dreier-Regel" nach M. Wessel, welche besagt, dass ein Säugling über mindestens drei Wochen hinweg, mehr als drei Tage in der Woche über drei Stunden am Tag schreien muss, um als exzessiv schreiender Säugling zu gelten.

Bei der Suche nach der Ursache für dieses Verhalten gilt es drei Faktoren zu berücksichtigen. Als Erstes muss der Säugling individuell betrachtet werden, um herauszufinden, ob organische Belastungsfaktoren oder Defizite in der Selbstregulation mögliche Auslöser sind. Als Zweites müssen die Kommunikations- und Interaktionsprobleme zwischen dem Säugling und seinen Bindungspersonen untersucht werden und drittens muss die Bindungsperson individuell betrachtet werden, um herauszufinden, ob sie aufgrund der neuen Gegebenheiten überlastet ist. Meist kumulieren sich mehrere einzelne Faktoren und veranlassen das Unwohlsein des Säuglings.

Auf Dauer kann dieser Stresszustand negative Emotionen bei den Bindungspersonen auslösen. Um zu vermeiden, dass diese am Säugling ausgelebt werden, müssen die Bindungspersonen sich ihrer Gefühle bewusst werden und akzeptieren, dass sie eine Pause vom eigenen Säugling benötigen. Es ist wichtig in einer solchen Situation einen Ausgleich, beispielsweise durch das Ausleben eigener Interessen oder das Sprechen mit einer Vertrauensperson, zu finden. Dies hilft sowohl der Bindungsperson als auch dem Säugling, da dieser die innere Einstellung des Anderen spürt und mit entsprechenden Reaktionen entgegnet.

Für eine erfolgreiche Beruhigung des Säuglings ist eine adäquate Reaktion, auf die durch das Schreien ausgedrückten Bedürfnisse, notwendig. Es ist sehr wichtig, dass die Bindungsperson dem Säugling angemessen signalisiert, seine Äußerungen gehört zu haben und dass sie an einer Lösung des Problems arbeitet. Wenn alle Maßnahmen, den Säugling auf Dauer zu beruhigen, fehlschlagen, gibt es für die Erziehungsberechtigten die Möglichkeit, professionelle Hilfe in Interventionszentren, beispielsweise einer Schreiambulanz in Anspruch zu nehmen. In diesen Einrichtungen wird, unter anderem mit Beratungen und verschiedenen Therapieangeboten, den Eltern im Umgang mit ihrem Säugling geholfen.

Literaturverzeichnis

Barth, R.:
was mein Schreibaby mir sagen will – Hilfe durch bessere Kommunikation - Schritt für Schritt zum Erfolg, Weinheim 2008.

Brazelton, T. B.
Ein Kind wächst auf: Handbuch für die ersten sechs Lebensjahre, Stuttgart 1995.

Diederichs, P. / Olbricht, V.
Unser Baby schreit so viel! – Was Eltern tun können, München 2002.

Lucas, S.
Schreibabys – Ein Hilfebuch für Elter, München 1999.

Sheila Kitzinger
Wenn mein Baby weint, Kösel-Verlag, München 1993.

Papoušek, M.
Vom ersten Schrei zum ersten Wort : Anfänge der Sprachentwicklung in der vorsprachlichen Kommunikation, Bern 1994.

Portmann, A. F.
Biologische Fragmente zu einer Lehre vom Menschen, 2. über. Auflage. Basel 1951.

Rankl, C.
So beruhige ich mein Baby, Düsseldorf 2009.

Gesetzestexte:
Sozialgesetzbuch (SGB), Achtes Buch (VIII) Kinder- und Jugendhilfegesetz (KJHG) ››http://www.kindex.de/pro/index~mode~gesetze~value~kjhg.aspx#P27‹‹, Datum: 16.09.2011

Weiterführende Literatur

Akademie für Fortbildung in Psychotherapie
http://www.afp-info.de/M-Bolten-2010-Regulationss.225.0.html, Datum: 27.08.2011

Alvarez, M. (2004)
Caregiving and early infant crying in a danish community, J Dev Behav Pediatr, 25(2), 91-98

Domogalla, Caroline (2006)
Einflüsse psychosozialer Risikofaktoren auf die Qualität der Mutter-Kind-Interaktion, Dissertation, »http://edoc.ub.uni-muenchen.de/5726/1/Domogalla_Caroline.pdf«
Datum: 27.08.2011

Kries, R. v., Kalies, H., & Papoušek, M. (2006).
Excessive crying beyond 3 months may herald other features of multiple regulatory problems. Archives of Pediatric and Adolescent Medicine, 160 (5), 508–511.

Miller, A. R., & Barr, R. G. (1991)
Infantile colic. Is it a gut issue? Pediatr Clin North Am, 38(6), 1407-1423.

Reijneveld, S. A., Brugman, E., & Hirasing, R. A. (2001)
Excessive infant crying: the impact of varying definitions, Pediatrics, 108(4), 893-897.

Fraiberg, Selma, Adelson, E., Shapiro,V. (2003)
Gespenster im Kinderzimmer. Probleme gestörter Mutter-Säuglings-Beziehungen aus psychoanalytischer Sicht. Analytische Kinder- und Jugendlichen-Psychotherapie, 34 (120), 465-504.4

Schreiambulanz – Stormarn
http://www.schreiambulanz-stormarn.de/
schreibabyambulanz_bargteheide_angebot.htm, Datum27.08.2011

von Kries, R., Kalies, H., & Papousek, M. (2006)
Excessive crying beyond 3 months may herald other features of multiple regulatory problems, Arch Pediatr Adolesc Med, 160(5), 508-511.

Anhang

Abbildung 1 - Diagnostischer Trias Frühkindlicher Regulationsstörungen
nach Papousek 2004 (Quelle: Akademie für Fortbildung in Psychotherapie)

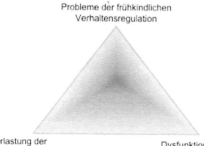

Abbildung 2 – Verhaltenszustände der Säuglings nach Brazelton 1995
(Barth 2008, S. 66f)

- Ruhiger Schlaf
  - Fest geschlossene Augenlieder
  - Tiefe und gleichmäßige Atmung
  - Motorische Unruhe und äußere Reize irritieren den Säugling nicht

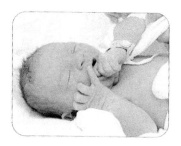

- Aktiver Schlaf (REM-Schlaf)
  - Geschlossene Augenlieder, Schneiden von Grimassen
  - Schnelle Augenbewegungen (Rapid Eye Movements)
  - Unregelmäßige Atmung
  - Motorische Unruhe und äußere Reize können den Säugling leicht irritieren

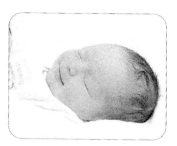

- Halbschlaf (Schläfrigkeit)
    - Einschlaf- oder Aufwachphase
    - Schnelle, flache aber regelmäßige Atmung
    - Leicht empfänglich für äußere Reize

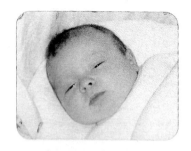

- Aufmerksamer Wachzustand
    - Agil und aktiv
    - Interaktionsbereitschaft und Aufmerksamkeit

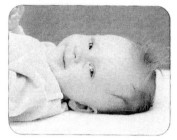

- Quengeliger Wachzustand
    - Übergangsphase zum Schreien
    - Dennoch kurzzeitig für äußere Reize empfänglich
    - Ruckartige und unkoordinierte Bewegungen

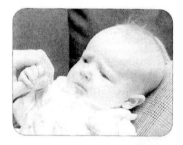

- Schreien
    - Lautstarke Äußerung von Missfallen und Kommunikationswunsch

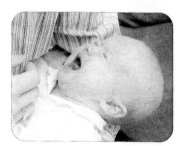

Abbildung 3 – Bindemethode eines Tragetuch, geeignet für die ersten drei Lebensmonate
(Rankl 2009, S. 50)

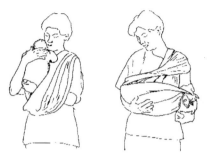

Abbildung 4 – Pucken eines Säuglings
(Rankl 2009, S. 47)

- 1. Schritt

- 2. Schritt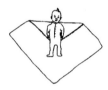

- 3. Schritt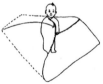

- 4. und 5. Schritt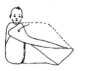